COUP D'ŒIL RAPIDE

SUR

LES AVANTAGES

DE

LA LIBRE CONCURRENCE HYDROLOGIQUE

COUP D'ŒIL RAPIDE

SUR

LES AVANTAGES

DE LA LIBRE CONCURRENCE HYDROLOGIQUE

Sur les inconvénients, les dangers d'incompatibilité municipale,
départementale, gouvernementale,
dans le fonctionnement des eaux minéro-thermales; — sur les incidents,
conflits secondaires se rattachant au même service;
inspection, assistance publique et autres charges exceptionnelles, etc.

PAR

Le Docteur J. PUJADE

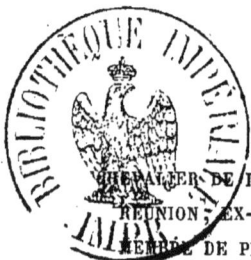

CHEVALIER DE LA LÉGION D'HONNEUR ET DE L'EX-ORDRE IMPÉRIAL DE LA
RÉUNION, EX-MÉDECIN EN CHEF DES ARMÉES SOUS LE PREMIER EMPIRE
MEMBRE DE PLUSIEURS SOCIÉTÉS SAVANTES, ETC.

~~~~~

MONTPELLIER

BOEHM & FILS, ÉDITEURS DU MONTPELLIER MÉDICAL

—

1861

COUP D'ŒIL RAPIDE

SUR

LES AVANTAGES

DE

LA LIBRE CONCURRENCE HYDROLOGIQUE

Jacob luttant avec l'Ange se défendait contre la mort : nous luttons depuis un laps de temps très-long contre des préjugés, des abus de l'administration municipale et départementale dans le service des eaux thermo-sulfureuses ; nous avons combattu contre les vents.

Nous voulons dire que nos plaintes contre les actes arbitraires, nos incessantes réclamations et publications, soit sur les vices du régime hydrologique en France, soit sur le degré de perfectionnement auquel sont arrivés les étrangers, n'ont produit aucun résultat.

A Dieu ne plaise que nous cherchions à jeter le moindre blâme sur le silence qu'ont gardé jusqu'ici nos grandes capacités médico-hydrologiques. Nous ne savons malheureusement que trop qu'il ne suffit point d'avoir mûri une idée, d'avoir accompli un grand progrès ; il faut aussi avoir pu le propager, l'utiliser, ce progrès fait, de manière à devenir profitable à tous.

Quant à nous, nous n'hésitons pas à déclarer que les empêchements que nous avons rencontrés ont été tels que nous nous sommes vu forcé de nous arrêter à mi-chemin.

Revenons à nos moutons, nous avons fait nos réserves. Notre situation sera-t-elle exceptionnelle ? Nous ne saurions tarder à le savoir : Tout vient à point à qui peut attendre.

Est-il certain que nous allons entrer dans une nouvelle et heureuse phase thermale ? Ce qui ne nous paraît pas laisser le moindre doute, c'est que la rénovation du service minéral, si elle se réalise, sera entièrement considérée comme une dérivation de l'annexion de la principauté savoisienne à la France, c'est-à-dire comme un pur effet du hasard.

Mais cette réforme, cette métamorphose, s'effectuera-t-elle assez tôt ? recevra-t-elle sa complète réalisation ? Toute réforme se résume par deux mots : *le mal et le remède.* Dans la rénovation minéro-thermale dont il s'agit, les premières causes du mal sont enfoncées dans nos rouages administratifs, ou bien proviennent des nécessités du système politique qui nous régit. C'est dire que ce ne sera pas nous qui regretterons le *bon vieux temps* où tout était à faire , parce que nous sommes en droit de nous attendre à jouir incessamment des bienfaits de la libre concurrence hydrologique. Ce principe est reconnu , le besoin d'en faire l'application , senti ; on s'est mis à l'œuvre. Des hommes compétents ont pris l'initiative ; la discussion est ouverte , poursuivie vigoureusement, passionnément même.

Nous suivrons scrupuleusement les débats auxquels peut donner lieu la régénération du service hydrologique ; mais, hâtons-nous de le dire , ce ne sera point comme auditeur bénévole , comme simple médecin. Nous nous trouvons dans une situation *tout à fait exceptionnelle :* fondateur, propriétaire et gérant de Thermes , nous avons un triple devoir à remplir, lequel consiste dans la défense des droits de propriété d'exercice médical et de libre concurrence thermale. Nous n'y ferons pas défaut. La question est épineuse , délicate , digne d'intérêt , par cela que sa solution se trouve subordonnée à la double intervention médicale et gouvernementale.

C'est apparemment à ce point de vue qu'il a été proposé récemment à S. M. l'Empereur d'organiser tous nos établissements français sur le modèle de celui d'Aix en Savoie.

Quoi qu'il en soit, et en attendant que nous sachions

où nous en sommes relativement à cette puissante initiative, nous venons essayer de mettre en lumière quelques faits qui se rattachent à la question. Nous tenons à être explicite; nous cherchons la vérité et nous aimons à la dire toute pure.

Toutefois notre rôle sera restreint : il consistera en un exposé de faits recueillis dans le département, et dans l'examen de ces mêmes faits comparativement aux principes, règlements qui régissent le service des eaux d'Aix en Savoie.

Nous le déclarons tout d'abord, nous voulons rester tout à fait en dehors de la discussion qui vient de s'élever entre des hommes également versés dans la matière sur l'inspection thermale. Le désaccord flagrant dans lequel ils se sont déjà mis ne nous surprend pas, et nous en avons dit le pourquoi autre part. C'est que la question est des plus complexes et qu'elle a été abordée au point de vue *pour*, au lieu du point de vue *contre*. Nous croyons qu'en pareille occurrence il faut avant tout remonter à l'origine du mal, c'est-à-dire mettre à nu les éléments, les vices qui le constituent.

Ici commence la tâche que nous nous sommes imposée. Le premier incident se passe à Amélie-les-Bains. Nous voudrions qu'il n'eût pas son pareil en France ! Tout le monde sait aujourd'hui qu'il y a dans cette localité pyrénéenne trois établissements thermaux : l'un appartenant à l'État, les deux autres à des particuliers. Les anciens thermes furent acquis par Hermabessière, les nouveaux ont été édifiés par nous dans les années 1838, 1839 et 1840. Le hasard ayant fait que les propriétaires sont à la fois médecins et gérants, il en est résulté des entraves, des incidents qui ont fini par constituer un antagonisme d'autant plus dangereux que l'Autorité a prêté des forces à l'un des concurrents. L'administration, en faisant choix d'un rival pour en faire un *maire*, a créé une triple incompatibilité, un juge et partie, ce qui équivaut à l'annihilation de la concurrence thermale.

Nous ne croyons pas exagérer les choses. Nous reconnaissons que l'Autorité se tient, en général, à l'écart de ces sortes de luttes ; qu'il lui arrive de prendre le change à cet égard. D'autre part, nous nous faisons un devoir de féliciter les fonctionnaires qui, par simple délicatesse, ont fait ou le sacrifice de leur honorable mandat, ou bien se sont ostensiblement abstenus de l'exercer toutes les fois qu'ils ont eu affaire à un concurrent.

Malheureusement, il y a plus que tout cela ici. « Je suis omnipotent, prenez garde ! » s'écrie une triple incompatibilité en courroux. Hélas ! à quoi bon se fâcher ? Le gant jeté depuis vingt années n'a jamais été relevé par les intéressés. Nous, concurrent, réduit à exhaler des doléances, avons fini par reconnaître qu'il s'agit ici d'un de ces vices qui ne peuvent être extirpés que par la réforme du système auquel ils se rattachent.

Notre rôle se trouve modifié. Nous insisterons moins

sur des réclamations, des observations adressées aux autorités locales et départementales, et nous userons des droits les plus larges dont jouissent tous les Français de publier leurs opinions, leurs doléances sur toute sorte de sujets, par la voie de la presse non périodique : c'est dire que nous adresserons désormais nos plaintes à l'autorité supérieure, qui, en plus d'une circonstance, a prouvé qu'elle ne demandait pas mieux que d'être éclairée sur les difficultés ou incidents qui peuvent se présenter dans les affaires de haute conséquence ; c'est déclarer enfin que, dans la faible part que nous pourrons prendre aux études tendant à l'uniformité et à la perfectibilité du service des thermes, nous n'avons d'autre ambition que celle d'y avoir contribué.

Ainsi, notre principal but sera maintenant d'adresser nos plaintes et nos vœux au public, puisqu'il s'agit d'une grande question d'intérêt général, de communiquer nos idées théoriques et les faits pratiques que nous pouvons avoir recueillis, aux confrères compétents et justes chargés de la résoudre.

Nous ne saurions trop le redire, nous entrons dans une voie nouvelle : nous traversons déjà l'évolution de libre concurrence hydrologique.

Internationale hier, nationale aujourd'hui, la question présente les mêmes éléments, conserve le même type, par conséquent les mêmes nécessités dans le sys-

tème d'administrer les eaux , celles de jouir des franchises et libertés voulues.

En attendant l'occasion de reprendre ce principe de
progrès hydrologique qui se résume par les mots :
utilisation générale ou *internationale, égalité des droits,
entente réciproque, publicité périodique, libre exercice,*
nous allons nous acquitter de notre premier devoir,
celui de faire connaître quelques-uns des vices qui
arrêtent et compromettent le service thermal.

Nous ne sommes pas le premier à entrer dans
cette voie. On n'a qu'à jeter les yeux sur l'article
Concurrence hydrologique (*Gazette des Eaux*, n° 130,
20 septembre 1860), pour se convaincre de l'urgente
nécessité de régénérer, de régulariser ledit service.
Inutile d'entrer dans des détails sur les abus, les
désordres signalés par l'auteur ; nous nous bornerons
à faire remarquer que la plupart sont dus à l'incompatibilité légale, à l'empiétement ou à l'omnipotence
de quelques maires et autres autorités locales.

Ce sont là des indices équivoques, des irrégularités
de service passagères, inoffensives, selon les uns ; c'est
là un malentendu d'un instant qui sera promptement
éclairci, selon d'autres.

Les habitants de deux paroisses savent bien qu'un
malentendu peut faire perdre des procès. Nous pensons qu'il y a opportunité à substituer au protectorat
exclusif l'action collective, mutuelle ; qu'en un mot,
le meilleur des éléments de progrès et de perfectibilité

thermale, c'est de marcher ensemble et sur le pied d'égalité vers un but commun, *les intérêts et le bonheur de tous.*

C'est donc à ce point de vue seulement que nous voulons constater des faits irrécusables et éclairer ainsi la religion du monde médical et la conscience publique.

1er FAIT. — Un projet de route, dans le but de desservir les deux thermes, fut dressé et mis à exécution. La route a quelque quatre cents mètres de longueur; des incidents de toute sorte surgissent; les travaux, sans cesse interrompus, se prolongent indéfiniment, restent incomplètement exécutés; le Conseil-général les déclare clos. M. le Préfet déclare qu'on a assez fait pour M. Pujade, qu'on ne fera plus rien pour lui.

Résumé : il y a un satisfait et une victime. Celle-ci réplique qu'elle prouvera qu'on lui a fait très-peu de bien et beaucoup de mal; qu'au lieu de tenir la balance égale entre les deux concurrents, chose que la justice réclame, l'administration en a favorisé un autant que possible, et a nui à l'autre autant que possible.

En effet, et M. le Préfet ne saurait l'infirmer, car il s'est refusé à ouvrir des enquêtes, les thermes Hermabessière sont tout à fait démasqués, les abords déblayés et assainis, sept maisons sont tombées en face, deux places et une élégante balustrade en fer les embellissent au dernier point, la route n° 9 y arrive et s'y arrête.

Ainsi, l'argent n'a pas manqué pour rendre riante l'entrée de cet établissement, et l'argent manque pour rendre le progrès possible dans celui du concurrent!

Mais il ne s'agit pas maintenant de la démolition de la maison qui empêche l'accomplissement du plan d'améliorations thermales; il s'agit de la conservation des travaux progressifs existants.

Nos adversaires ont craint que le projet de la route étant complètement exécuté, et le terrain étant, par suite, nivelé jusqu'à notre établissement, il y aurait pour nous avantage. Ils se sont vite mis en campagne, et, grâce à eux, les abords de notre maison thermale ont une pente qui y rejette les eaux pluviales, et l'entrée en est ainsi quelquefois interceptée.

Des cloaques infects, insalubres, où quelques familles viennent jeter tous leurs détritus d'animaux et de végétaux, toute sorte d'immondices, existent aux mêmes abords de notre établissement.

2ᵉ FAIT. — M. le Préfet use de son plein pouvoir en nommant un inspecteur pour le service des deux thermes civils d'Amélie-les-Bains. Le chef de l'administration civile départementale, en choisissant le titulaire, a pu lui attribuer une valeur scientifique et personnelle qui le met à même de s'élever incessamment à la hauteur de nos connaissances médico-hydrologiques. Mais est-ce à dire que, par cela que l'autorité aurait réussi dans le choix du candidat à l'inspectorat, l'autorité, fût-elle ministérielle, serait parvenue à faire disparaître du service des Eaux les vices nombreux qui en exigent la réforme, la régénération? Disons-le, le plus grand mal n'a pas été dans l'instantanéité de la nomination de l'inspecteur, car seul il avait sollicité cette place ; il a été jusqu'à cette heure le résultat de l'octroi illimité des monopoles pratique et consultatif, du contrôle exclusif dans les améliorations ou innovations thermales, en un mot, dans la permanence indéfinie du titulaire.

Revenons au double service inspectoral d'Amélie-les-Bains. Il s'agit d'un cas tout à fait exceptionnel. Le double service est d'autant plus difficile, que l'antagonisme est devenu indomptable. L'un des concurrents fait notifier, ou notifie plutôt lui-même à l'inspecteur de cesser ses fonctions dans sa maison de santé ; l'autre concurrent continue à subir la nouvelle charge.

3e FAIT. — Il y a une station thermale où se trouvent encore des établissements rivaux. L'administration les fait desservir par deux médecins inspecteurs, dont l'un est co-propriétaire.

On peut citer d'autres localités minérales, thermales, où le service de l'inspectorat est nul ou tout à fait insuffisant. Tantôt c'est un médecin ayant son domicile et sa clientèle à quelques kilomètres de la station, ne

recevant qu'une rétribution fort minime (300 fr.) de
la part du propriétaire, et ne jouissant d'aucun droit
de contrôle et d'améliorations ; tantôt, et enfin, on
compte plusieurs thermes dans le département, dont
certains valent la peine d'être étudiés sous le rapport
de l'application thérapeutique, qui ne sont desservis
ni par un médecin élu, ni par un médecin libre. Mais
hâtons-nous de l'apprendre, puisqu'on s'est tu, qu'on
n'y a pas fait même allusion jusqu'ici. Oui ! c'est plus
qu'un simple oubli que de n'avoir point compris les
fondations ou gestions thermales ou minérales faites
par des médecins, ou qui seraient devenues leur propriété, dans la grande catégorie de celles appartenant
à l'État ou à des particuliers. C'est donc une circonstance heureuse, bien qu'exceptionnelle, que celle qui
nous ouvre une voie sûre pour porter à la connaissance
du monde médical et du public les anomalies, pour
ne pas dire injustices, trop criantes, en un mot trop
diamétralement opposées au libre exercice des eaux et
au droit commun de la propriété, pour que les savants
balnéologistes auxquels va être confiée la réglementation nouvelle, ne s'empressent de les faire disparaître.

Nul doute, la question de l'organisation du service
médico-hydrologique doit recevoir une solution très-
prochaine. Pourquoi résisterions-nous à divulguer tout
de suite à nos lecteurs quel est notre but en l'abor-
dant ? Nous venons donc citer un fait, un exemple qui
a un vrai caractère exceptionnel, dans lequel, par sa

réussite, on peut puiser un enseignement. La thérapeutique hydro-thermale a franchi, il est vrai, le cercle
où elle était autrefois restreinte ; elle ne représente
plus exclusivement, temporairement, incomplètement
l'application des eaux et des vapeurs sulfureuses ; mais,
au contraire, en élargissant sa sphère d'action d'une
façon presque illimitée, cette branche précieuse de
l'art de guérir a pris un essort étonnant et a rendu,
sous ce rapport, des services qui intéressent par leur
caractère et leur nouveauté les nombreuses clientèles
des Eaux.

Nous regrettons de devoir le dire : ce grand mouvement thermal a passé presque inaperçu, ou a été mal
apprécié durant dix-huit années consécutives. On commence à s'en préoccuper dans quelques Sociétés savantes ; tout porte à croire qu'il ne tardera pas à
être réuni au grand domaine du monde médical. Aussi,
c'est en vue de cet heureux avenir que nous venons
jeter quelques idées sur les nouvelles études que né-
cessite cette double question.

Racontons le fait lui-même, car nous l'avons fait
naître et l'avons recueilli : il posera la question et en
préparera la solution.

Fondateur de thermes à Amélie-les-Bains, nous
captâmes les principales sources à leurs points d'é-
mergence, soit en amont, soit en aval de la roche, et
les aménageâmes en vue d'approprier les eaux, les
vapeurs, le calorique à un service ou régime d'hiver.

L'établissement est assis sur un massif de granit duquel émergent les sulfureuses thermales d'Amélie-les-Bains. Il est bâti en amphithéâtre ; les six principales sources se trouvent enfermées dans les constructions ; les cabinets de bains, les douches, les piscines, salles et salons d'aspiration et autres appareils hydrostatiques, sont placés également dans la maison et de manière à pouvoir fonctionner pendant les quatre saisons.

Ainsi, tout prouve que l'évolution médico-thermale que nous traversons nous appartient. Personne ne saurait contester qu'en 1842 nos thermes fonctionnaient toute l'année ; qu'ils réunissaient déjà à cette époque les principaux attributs qui représentent, caractérisent la triple résidence *climatérique, thermale, hygiéno-thérapeutique*.

Mais il ne suffit pas d'avoir constaté la réalisation d'une méthode, d'un système suggéré à l'avance ; il faut le poursuivre, le perfectionner, l'utiliser le plus possible, ce nouveau mode. Nous n'avons pas perdu notre temps ; on peut voir que nous nous sommes efforcé d'être synthétique et analytique à la fois ; que nous avons cherché à embrasser l'ensemble et les détails ; que nous sommes allé des causes aux effets.

Nous avons recueilli et continuons à recueillir les résultats d'une sérieuse expérimentation. Nous publions et continuerons à publier les principes théorico-pra-

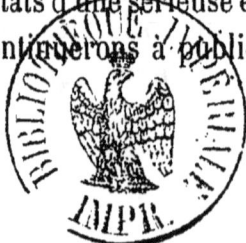

tiques sur lesquels est basée notre nouvelle méthode hydro-thermale.

Reprenons la question incidente maintenant à l'ordre du jour. On ne saurait trop le répéter : la question concernant l'organisation du service des eaux miné- rales ne peut plus représenter aussi exclusivement une partie de la science hydrologique; elle est des plus complexes et s'unifie complètement à toutes les ques- tions qui constituent cette dernière.

Tel est l'état de choses. Sous le rapport médico-hydrologique, Hippocrate dit *oui* et Galien dit *non*; au point de vue chimique, Orfila dit *non*, M. Long- champs dit *oui*. Nous ne sommes pas plus avancés sur les avantages et les inconvénients des princi- pales stations médicales, hygiéniques, fréquentées par des catarrheux ou des tuberculeux. M. Cham- pouillon a jeté, le premier, des idées générales sur cette importante question. Le docte professeur du Val- de-Grâce résume ses intéressantes études comparatives, déduit les bases des prescriptions hygiéno-climatériques se rattachant aux dix-neuf principales résidences fré- quentées jusqu'à cette heure, et il les soumet au suf- frage des praticiens.

Nous ne voulons pas entrer ici dans des détails : nul doute que la question a fait un pas en avant; quelque lumière en a déjà jailli. On a dit du bien et du mal de l'air marin; qu'une température au-dessus de 20 degrés centigrades et un air oxygéné sont con-

traires aux phthisiques, tandis que les atmosphères
sulfureuses, hépatiques, seraient un préservatif certain
de cette maladie ; que les vents et la poussière en
exaspèrent toujours les symptômes.

Quoi qu'il en soit, il ressort toujours du mémoire
publié par notre ingénieux confrère, que la question
des résidences médico-climatériques est intéressante,
ardue même. Il en dérive, en effet, qu'elle est une
des plus internationales, et que, par conséquent, les
études tendant à une solution prochaine ne sauraient se
réaliser qu'au moyen des commissions, des comices,
des congrès d'entente internationale, c'est-à-dire insti-
tués dans les principales stations signalées par M. le
docteur Champouillon.

Pau se pose la rivale de *Nice*, s'identifie avec
Rome sous le rapport topographique. Nice va bannir
la poussière qui incommode sans cesse ses hôtes ; des
quais, des promenades vont être construits ; et puis de
se considérer comme privilégiée, exceptionnelle ; de
prétendre enfin que dans nul autre pays ne se trouvent
réunies autant de conditions hygiéno-thérapeutiques
que sous son incomparable climat.

Nous exposons et ne concluons pas. Nous n'avons
pas qualité pour apprécier les mérites et les inconvénients des stations climatériques capitales dont s'agit,
telles que *Cannes*, *Villefranche*, *Nice*, *Madère*, *le
Caire*, *Venise*, etc. Nous observerons qu'il y a priorité de nature, priorité de temps, priorité de relations,

priorité de mérite. En pareille occurrence, il nous
paraît plus logique de nous en tenir aux appréciations
météorologiques impartiales recueillies , dans chacune
des résidences déjà nommées , par des hommes compétents et de bonne foi. Nous nous donnerions bien
garde d'affirmer des identités parfaites entre certaines
d'elles , moins encore des stations d'une supériorité
exclusive, incomparable ; au contraire, leur analogie
topographique ne saurait être douteuse. En effet,
l'expérience de tous les jours , aidée des observations
comparatives, a prouvé que non-seulement chacune
des résidences se distingue par quelque particularité
météorologique, climatérique, mais encore que les
modifications intrinsèques qui en résultent, n'infirment
en rien la valeur capitale qui s'y rattache.

Mais tout n'est pas là : il est un point de la question des résidences climatéro-hygiéniques qui a besoin
d'être éclairci. Nous croyons qu'il y a lieu d'établir en
principe qu'elles appartiennent à l'hydrologie thermale.
Ne peut-on pas déjà citer des exemples où la station
climatérique et l'installation thermale s'identifient
l'une l'autre ? N'est-il pas également démontré qu'il
résulte de cette identification une double action co-
opératrice qui pourrait décupler les bienfaits de l'hydrologie thermale? Ce double point importe trop à notre
situation plus ou moins exceptionnelle, pour ne pas en
appeler aux hommes parfaitement compétents , mais
défenseurs de l'autocratie administrative, des actions

arbitraires des fonctionnaires municipaux, départementaux et autres.

En effet, et si l'on nous objecte que notre situation est exceptionnelle ; que la plupart de nos établissements sont à peine assis ; que le droit commun de la propriété doit quelquefois céder à la sollicitude du Gouvernement; que la presse est là, ses colonnes sont ouvertes; que le Gouvernement se rend aux avis lorsqu'ils sont justes, mais que des excès, des abus de cette sorte ne sont pas à craindre ; que tant de personnes y ont les yeux ouverts et pourraient en restreindre le nombre ou en provoquer la répression,... hâtons-nous de le consigner ici : nous ne voyons là que des subtilités, des subterfuges, des suppositions.

Vingt-deux ans d'expérience justifient notre opinion à cet égard. Nous accepterons de grand cœur une organisation libérale de l'application hygiéno-thérapeutique des eaux : nous ne sommes pas seulement partisan des franchises et de la liberté, à cause des appropriations plus ou moins locales, exceptionnelles qui nous concernent ; nous le sommes surtout parce que là où il n'y a point de liberté, le progrès est étouffé dès sa naissance ou enrayé dans son utilisation universelle, générale ; parce qu'enfin, avec la liberté, on peut facilement prévenir les abus et les faire disparaître partout où ils existent.

L'insistance de nos adversaires sur ce point nous a

contraint d'en faire autant. Nous en revenons, à l'origine des choses.

Ainsi, au point de vue des stations climatéro-thermales, nous objecterons qu'on en compte déjà quatre dans notre département, dont trois appartiennent à des médecins et une à l'État. Tout le monde connaît aujourd'hui l'immense mouvement qui se fait depuis plusieurs années vers les eaux minérales ; cette évolution générale attire de plus en plus l'attention du public, des médecins, du Gouvernement lui-même. Les heureux résultats obtenus jusqu'ici attestent que les études ont été principalement dirigées et sur les résidences climatéro-hivernales et sur les résidences climatéro-thermales.

Nous ne devons ni ne pouvons suivre nos confrères dans leurs intelligents et persévérants efforts. Nous nous bornerons, quant à présent, à citer les stations de Hombourg, Pau, Biarritz, Arcachon. On annonce prochainement l'ouverture de nouvelles résidences minéro-hivernales, telles que Vichy, Pangues et autres.

D'une part, tout fait prévoir que le chiffre des résidences doubles ou climatéro-thermales, minérales, hydrothérapiques, ira désormais croissant ; de l'autre, nous possédons déjà assez de données pour croire que le mouvement adjonctionnel que nous traversons aura pour résultat l'augmentation du chiffre des médecins propriétaires de maisons thermales ou minérales permanentes.

Ainsi, la généralisation de l'usage des eaux minérales pendant les quatre saisons nous paraît complètement établie ; néanmoins , nous ne croyons pas inutile de faire figurer dans cette série de moyens d'applications minérales ou thermales , les divers appareils portatifs inventés , perfectionnés par MM. Sales-Girons , de Flubé, Mathieu (de la Drôme) , et destinés à l'aspiration, à l'inhalation et au bain à l'eau minérale naturelle poudroyée.

Nous nous sommes abstenu de tout commentaire sur la valeur médicale de cette innovation hydrologique ; la publicité ne lui a point fait défaut. Puis, de profiter d'un retentissement factice pour substituer d'un trait de plume l'eau thermale poudroyée à la vapeur sulfureuse naturelle; pour supplanter, en un mot, les vaporariums antiques , les salles d'aspiration et d'inhalation naturelles , *sulfuraires, aérées* et *mitigées.*

La principale question qui fait l'objet de notre examen se trouve entremêlée de questions secondaires ou corrélatives, lesquelles ne peuvent être traitées qu'au fur et à mesure qu'elles paraissent plus susceptibles de l'être ; c'est dire que nous nous appesantirons davantage, plus tard, sur les différents modes d'administrer la substance sulfureuse. Pourtant , et tranchons le mot , nous n'abandonnerons pas le système que nous avons toujours suivi dans l'étude des questions capitales. Il n'est rien de tel que de puiser à la source ; c'est pour cela que nous aborderons successivement les diverses questions auxiliaires, toutes les fois que nous croirons y recueillir des faits instructifs et des idées fécondes, pour amener la solution de questions plus importantes. Nous ne nous arrêterons pas aux nombreuses redites ; elles sont dans la logique de notre situation. Nous croyons que c'est là l'unique mode pour arriver à l'éclaircissement, à la préparation des, choses indispensables à l'organisation d'un bon service médico-hydrologique.

Les opinions divergentes et même contradictoires qui viennent de se manifester nous font un devoir d'insister sur ce principe. Nous ne croyons pas super: flu de rappeler encore ici que nous sommes le vrai auteur des saisons hydrologiques hivernales, des atmosphères hydro—sulfureuses mitigées par l'air ambiant, pour le traitement des maladies chroniques de la poitrine. Nous n'avons point la prétention d'avoir donné à cette médication importante, préventive ou curative, toute l'extension et la précision dont elle est susceptible ; mais ce que nous croyons pouvoir affirmer, c'est de n'avoir point failli aux obligations qui incombent au fondateur : celles de prolonger indéfiniment les études de perfectionnement qui se rattachent à la nouvelle découverte.

Il y a plus que tout cela : nous avons compris qu'il s'agissait de fonder sur une plus large échelle ; nous n'avons pas hésité à entrer en lice. Nous nous sommes livré à de longues études expérimentales sur l'application des eaux et de la vapeur, pendant les saisons d'hiver. Ces travaux théorico-pratiques, pour devenir réellement comparatifs, devaient, non-seulement s'effectuer l'hiver comme l'été, mais encore s'appliquer dans les principales maladies combattues jusqu'ici par les hydro-sulfureuses pyrénéennes. Inutile d'énumérer les affections chroniques qui se trouvent avoir été l'objet de notre examen ; ce serait répéter ce qui a été constaté avant nous par des hommes spéciaux, tels que Bordeu, Andrieu, Daralde, et ce qui est affirmé aujourd'hui par des confrères non moins compétents, chargés de la direction des thermes pyrénéens.

Nous regrettons de ne pouvoir assigner l'époque de la publication de notre statistique médico-thermale, qui s'identifie avec un travail sur l'application générale des eaux et de la vapeur ; toutefois, c'est une circonstance heureuse que celle qui d'ores et déjà imprime un caractère exceptionnel de priorité à ce que nous avons réalisé jusqu'ici. En effet, nous pouvons emprunter à ce même travail une série de faits pratiques de la plus haute importance.

Ainsi, il sera désormais démontré que l'influence préventive et curative des saisons d'été, dans une foule de maladies traitées par les eaux sulfureuses, est tout à fait secondée, à notre station thermale d'Amélie-les-Bains, par le concours de celle qui émane de la douceur du climat et de la chaleur naturelle de la maison.

Il résulte encore de nos perfectionnements hydrothérapeutiques que, dans un certain nombre d'affections chroniques, telles que les bronchites, les laryngites, les leucorrhées, l'arthrite, la dartre, la syphilis dégénérée, le diabète sucré, l'albuminurie et autres accidents dyspepsiques, les eaux sulfureuses d'Amélie sont plus efficaces l'hiver que l'été.

Tout le monde sait que ces affections sont congénitales, héréditaires, ou bien d'origine hivernale ; tout le monde sait aussi que c'est dans cette saison qu'elles prennent plus d'extension, qu'elles s'aggravent et sévissent davantage ; mais, ce qu'on n'a point su jusqu'à présent, c'est que nous puissions nous rendre compte du surcroît d'action médicatrice du soufre pendant la froide saison. Nul doute que ce ne soit là le résultat direct ou indirect de notre aménagement des sources et des divers perfectionnements médico-hydrologiques que nous sommes parvenu à réaliser. Proclamons donc que, dans notre maison thermale, durant l'hiver, la substance sulfureuse se trouve modifiée d'une manière exceptionnelle ; les bouffées de vapeurs sulfureuses des griffons placés à l'intérieur sont plus épaisses, se concentrent, et ne débouchent point en pleine voûte, ainsi que cela a lieu en été. Ces concentrations constituent de vraies atmosphères saturées de soufre ; aussi retrouve-t-on, non-seulement sur les surfaces et le sol des locaux, des sulfures cristallisés en aiguilles, mais encore on peut voir sur les parois des voûtes des indices de l'action corrosive de la même

substance. Ce surcroît de sulfuration hivernale procure
d'autres avantages : on peut y faire un traitement plus
complet, et par conséquent beaucoup plus efficace dans
certaines affections chroniques. Il est bien démontré
que le froid modifie certaines fonctions de l'économie
animale. Les mouvements d'expansions périphériques
sont plus ou moins restreints, tandis que les actions
rétrocessives sont au contraire plus prononcées et plus
fréquentes. Donc, les malades soumis à l'usage des
eaux et des vapeurs absorbent profusément le principe
sulfureux. Nous ne dirons pas que la vapeur concentrée
est sur-saturée de soufre, que l'économie en est im-
prégnée ; mais nous répondrons à ceux qui affirment
que la vapeur qui s'élève des griffons n'est que de l'eau
distillée, que l'expérience a parlé, et que c'est là le
seul langage dont le médecin doit tenir compte. Voici
l'exposé exact de ce qu'elle nous a appris :

La vapeur, dans ses mouvements de déplacement
et de remplacement, conserve assez de soufre à l'état
volatil, vésiculeux, pour que les malades puissent en
absorber par les voies aériennes. Il y a une troisième
appropriation sulfureuse non moins certaine, c'est
l'usage de l'eau en boisson. Ainsi, le soufre pénètre
dans l'économie par trois voies différentes ; la portion
de ce médicament que le corps retient s'absorbe, se
résorbe, et toutes les absorptions ou résorptions s'o-
pèrent dans les principaux organes de l'hématose, le
cœur, le poumon, et l'estomac.

Enfin, et on le comprend, une partie du principe médicamenteux n'a pas été utilisée; eh bien! c'est encore l'expérience qui est venue dissiper nos doutes à ce sujet : il est reconnu que l'excédant du soufre absorbé s'élimine par les pores exhalants pendant l'été, et par les voies urinaires pendant l'hiver. L'élément sulfureux retenu dans l'économie s'y maintient en permanence dans des proportions suffisantes pour expliquer les effets médicateurs que nous en avons retirés contre le rhumatisme, l'herpétisme et autres affections diathésiques.

Il faut donc que la substance médicamenteuse se renouvelle constamment, et que le traitement soit longtemps continué pour obtenir les résultats désirables.

Cette médication à triple appropriation sulfureuse nous appartient.

Les anciens ont assigné un haut rang au soufre dans l'hygiène et la thérapeutique; les modernes ont prôné sa supériorité, sa spécialité même contre les affections herpétiques et certains éléments toxiques. Notre opinion sur l'emploi et les vertus préventives et curatives de cette substance, date de bien loin. En 1854, nous avons écrit que le soufre est le meilleur des spécifiques signalés jusqu'ici; que c'est un des agents les plus puissants, et sur les constitutions des malades, et sur la lésion de l'organe affecté. Partant des opinions traditionnelles écrites, et que notre expérience venait

confirmer, nous avons cru pouvoir établir en principe
que la naissance et la solution des maladies épidémiques, cholériques, typhiques, des affections diathésiques rebelles, dartres, rhumatismes et autres, ont
lieu dans les organes hématosiques ; que l'intromission
du principe sulfureux par les voies aériennes, gastri-
ques, cutanées à la fois, est la meilleure des médica-
tions, d'abord parce qu'elle agit directement sur les
causes prédisposantes et efficientes du mal, et parce
qu'elle a la double propriété de modifier les premières,
de neutraliser, d'éliminer les secondes.

La Société d'hydrologie médicale vient de mettre à
l'ordre du jour la discussion sur le traitement du rhumatisme par la médication médico-thermale. Plusieurs
membres se sont fait inscrire pour prendre part à la
discussion.

M. Durand-Fardel cherche à préciser les points sur
lesquels est censée devoir rouler la controverse ; il
s'agirait d'un nombre immense de faits et d'observations, de divers cas de rhumatisme, de ses modes, de
ses complications.

M. Pidoux lit un travail spécial sur le traitement
du rhumatisme, et, à ce propos, il examine quels
sont les avantages que présentent plusieurs de nos établissements.

On ne saurait trop applaudir à l'ouverture d'un
pareil débat, par cela qu'il peut exercer une heureuse
influence sur le progrès de l'hydrologie médicale. L'im-

pulsion qui est donnée en ce moment à cette intéressante branche de nos études médicales, ne saurait
tarder à démontrer avec plus d'évidence que jamais les
nombreux et précieux avantages que la médecine peut
en retirer.

Soyons explicite. Nous continuerons à marcher dans
la voie ouverte ; nous défendrons les hydro-sulfureuses
pyrénéennes à l'instar des Bordeu, Daralde et autres
praticiens distingués, c'est-à-dire que nous regarde-
rons ces eaux, non-seulement comme pourvues d'une
suffisante quantité de principe sulfureux, mais encore
comme dénuées de tout autre élément médicamenteux.

Nous avons été plus loin. En 1854, nous avons
cherché à donner l'éveil aux Académies des sciences et
de médecine, sur la spécificité du soufre au double
point de vue prophylactico-thérapeutique, sur le rôle
qu'il pourrait jouer pour prévenir et combattre les
grandes maladies épidémiques.

Nous en étions alors aux essais, aux tentatives, aux
perfectionnements relatifs à l'application de cette substance contre le choléra, les dartres et autres affections
diathésiques.

Vers cette même époque, nous fîmes connaître le
remarquable fait expérimental, par cela qu'il est mul-
tiple et qu'il s'est produit au moment où la terrible
maladie sévissait le plus cruellement.

En même temps quelques idées étaient jetées sur
l'existence, dans l'atmosphère, d'agents matériels véné-

neux ou venimeux, susceptibles de produire l'accident de cholérisme, de diphtérisme, par intromission aérienne; enfin, sur l'influence que peuvent avoir l'aptitude et l'immunité congénitales ou acquises, soit dans la production, soit dans le développement des accidents toxiques dont s'agit.

Partisan de la libre pratique médicale, nous nous sommes efforcé d'ouvrir à tout prix des voies nouvelles de perfectionnement hydro-thérapeutique. Le travail qui en a été le résultat, et qui va être mis sous presse, ne saurait dénoter une grande aptitude, une érudition variée, un style soutenu; mais ce qui en rejaillira, nous l'espérons, sera une série de faits avérés et sanctionnés par une longue et scrupuleuse expérimentation hydro-sulfureuse, des preuves de l'importance que nous avons attachée et que nous attachons encore à la continuation des études expérimentales ou pratiques du soufre, des eaux et de la vapeur dans les maladies dont nous avons parlé plus haut; enfin, il ressortira de nos œuvres, et nous en sommes convaincu, l'amour de la science, l'entier désintéressement et le dévouement au bien public, au service de l'humanité souffrante.

Le progrès hydrologique s'unifie, s'identifie avec celui du service ou du régime des eaux. Le premier consiste dans la découverte, la multiplication, l'appréciation et l'aménagement des sources, et le second comprend tout ce qui peut contribuer à en généraliser le plus possible les bienfaits. Les travaux de perfectionnement de l'un incombent à l'auteur, au titulaire légitime de l'établissement ; ceux d'utilisation générale, internationale , rentrent dans les attributions départementales ou gouvernementales.

En effet , l'administration départementale a une influence , une surveillance médiate et immédiate sur le progrès et l'exercice des eaux, provenant des allocations dont elle peut disposer à cet égard , dans un but d'utilité publique et surtout au point de vue des intérêts divers qu'elle sauvegarde.

Le Gouvernement n'a pas cessé de protester qu'il ne demande pas mieux que d'être éclairé sur le progrès hydrologique et autres, afin d'être à même d'en favoriser l'accomplissement.

La généreuse et ostensible protection que Sa Majesté l'Empereur vient d'étendre sur diverses stations thermales plus ou moins importantes , pyrénéennes et autres , ne peut manquer de devenir désormais profitable à certains thermes délaissés , sacrifiés même , bien que non moins avancés que les premiers.

Enfin , tous les hommes sont égaux par la nature et devant la loi. Ces idées d'égalité et de droit de propriété sont aujourd'hui tellement enracinés dans les mœurs françaises , que tout ce qui semble les contrarier choque le sentiment public.

Nous descendons dans l'arène, mais moins pour discuter sur des droits exceptionnels , locaux , c'est-à-

dire s'adaptant à des individualités, médecin propriétaire de thermes , médecin de libre pratique , médecin
maire et propriétaire de bains , inspecteur maire, etc.;
car nous avons prouvé que ce sont là autant de questions qui s'identifient les unes les autres , pour prendre
une part directe , franche au grand conflit d'organisation générale et internationale de service médico-hydrologique , de telle sorte que cette question puisse
recevoir une solution prochaine.

La médecine française compte diverses réglementations sur le service médical des eaux minérales ou
thermales. La première remonterait à l'année 1823.
Les sources ont été assimilées aux mines ; de là, des
conditions pour leur exploitation et leur surveillance ;
de là l'autorisation d'exploiter, la déclaration d'utilité
publique, le périmètre de protection ; de là, enfin, les
prérogatives illimitées des Préfets , comme création
d'inspectorats, envoi d'indigents pour prendre les eaux,
droit de surveillance médiate et immédiate des maires,
celle des Conseils-généraux , etc. Eh bien ! ces autorités négligent ou dépassent leurs devoirs ; les services
des eaux sont plus ou moins en souffrance , les droits
de propriété se trouvent plus ou moins atteints, la
libre concurrence plus ou moins compromise.

Jusque-là, le mal est en quelque sorte local ; mais
il est devenu intolérable : on recourt à la première
autorité administrative du département ; on lui adresse
plusieurs plaintes, doléances, réclamations vives, dans

lesquelles on l'informe des principaux abus de pouvoir, de ceux qui nuisent à la propriété et de ceux qui
portent une atteinte sérieuse à la santé publique.

M. le Préfet ne daigne pas répondre au plaignant ;
il ne se rend point sur les lieux, il n'ouvre pas d'enquête préalable. M. le Préfet s'est borné à provoquer
la réunion de la Commission d'hygiène publique, laquelle, après un long et minutieux examen, fait un
rapport favorable.

Néanmoins, deux années se sont écoulées sans qu'il
ait été pris de mesure quelconque pour la disparition
des égouts ou cloaques désignés plus haut.

L'état des choses n'était plus le même ; il avait pris
un caractère de gravité exceptionnel qu'il importe de
mettre en lumière.

C'est que, d'une part, l'hydrologie sulfureuse était
sortie du chaos où elle se trouvait depuis des milliers
de siècles ; c'étaient les préludes d'une véritable révolution de rénovation thermale. En effet on la vit, cette
évolution, d'abord locale, départementale, prendre de
plus en plus de l'extension, devenir générale, internationale. C'est que, d'un autre côté, le progrès originel
n'avait pas été compris, que les points d'appui natu-
rels, légitimes lui firent défaut ostensiblement ; c'est,
en un mot, qu'au lieu de trouver les voies de propagation et d'utilisation ouvertes, il les trouva fermées.

Mais, hâtons-nous de le dire, le mouvement n'avait
pas pris seulement un caractère de généralisation,

d'internationalité, il conservait son caractère originel.
Il est facile de voir que tout ce qui se fait, soit en
France, soit en pays étranger, tend à la multiplication
des résidences médico-thermales ou hygiéno-climatériques d'hiver, c'est-à-dire, à l'usage permanent des
eaux.

La nouvelle position faite à la station d'Amélie ne
concordant pas avec la libre concurrence, devait né-
cessairement en amener la ruine complète. Il est facile
de voir que le seul moyen de remédier au mal, c'était
de s'adresser aux plus hauts pouvoirs. Notre tâche
était des plus délicates ; néanmoins nous prîmes le
parti de mettre sous les yeux de S. M. l'Empereur le
remarquable progrès thermal qui a été fait à Amélie-
les-Bains, ainsi que les nombreux actes arbitraires
qui ont empêché d'en généraliser les bienfaits.

La réponse auguste ne se fit pas longtemps attendre.
Nous eûmes le bonheur d'être informé que notre pé-
tition avait été renvoyée à Son Excellence le Ministre
de l'Agriculture, du Commerce et des Travaux publics,
avec recommandation. Huit jours après, nous eûmes
l'honneur de recevoir une lettre de Son Excellence le
Ministre, par laquelle il nous mande qu'il résulte des
renseignements fournis par la Préfecture, que le département des Pyrénées-Orientales a déjà, autant qu'il
pouvait le faire, favorisé notre établissement, *par la*
construction, à grands frais, d'une route qui relie la
route Impériale n° 115 avec Amélie-les-Bains.

Nous eûmes l'honneur de répondre à M. le Ministre qu'il avait été complètement induit en erreur par M. le Préfet, auquel nous venions d'écrire dans un sens d'indignation bien légitime, et de mettre en demeure d'ouvrir une enquête, d'autant plus urgente qu'il s'agissait principalement de la salubrité publique.

Nous n'avons pas discontinué nos réclamations auprès de M. le Préfet; mais jusqu'ici, et grâce aux vieilles habitudes qui règnent dans notre département, nous n'avons reçu aucune réponse, pas même le récépissé des pièces que nous avons adressées à la Préfecture.

Un autre incident d'une certaine gravité, au point de vue de la légalité, du progrès hydrologique général, s'est produit à Amélie-les-Bains à notre préjudice. Un terrain dont nous avions fait l'acquisition était destiné à l'élargissement de l'étroite enceinte de nos thermes, et surtout à la confection d'une route indispensable. Nous avions déjà fait faire un grand pas à la science; nous avions jeté déjà depuis longtemps les premières idées relatives à la création des Bains militaires actuels; enfin, notre établissement était en plein fonctionnement. Eh bien! et malgré cette incontestable supériorité de notre maison thermale, sous le double rapport prophylactique et thérapeutique, force nous fut de céder le susdit terrain à l'État.

Ainsi, c'est en vertu d'un ordre du Pouvoir que nous avons été privé de la possession légitime d'une route, et c'est par un effet de ce même Pouvoir qu'environ deux millions viennent d'être alloués aux stations des Basses-Pyrénées, de Plombières, d'Aix en Savoie, pour des travaux de routes et embellissements divers de ces thermes. Or, on le sait, c'est le Gouvernement lui-même qui a fait l'application de subventions prééminentes aux grands établissements auxquels affluent la France et l'Europe, parce que vraiment ils ont tous les avantages. On a dit qu'il ne faudrait pas tout donner à Paris; que l'on devrait s'occuper un peu plus de la province..... A cela nous ajouterons que les petits thermes, même ceux qui pourraient devenir très-grands, sont sacrifiés évidemment, et que persister dans un pareil mode d'encourager le progrès, serait, au contraire, porter le dernier coup à la libre concurrence hydrologique.

Mais nos articles sont déjà bien longs et les conclusions nous pressent.

La tâche que nous nous sommes imposée se trouve divisée en trois parties : 1° les causes des vices; 2° les effets qui entraînent des désavantages, des préjudices; 3° les réformes.

L'ancien (actuel) service des eaux n'est, nous en convenons, ni une affaire commune ni une affaire simple, elle est très-compliquée ; ce qui en rend l'application difficile et le plus souvent dommageable au propriétaire et au public, c'est qu'il n'est plus en rapport avec les besoins et les exigences multiples de notre époque; en un mot, c'est que jusqu'à cette heure le service ou l'usage médical des eaux minérales est resté tout à fait en dehors des libertés et franchises dont jouissent les services ruraux, commerciaux et autres.

Il nous a paru de prime-abord que la plupart des confrères qui suivent la discussion sur la nouvelle organisation du service hydrologique, n'auraient pas suffisamment saisi le caractère et la portée des effets qui nous préoccupent. Toutefois, ils dénoncent çà et là des indices non équivoques d'irrégularité administrative dans le service, relèvent quelques abus très-significatifs de la part de l'inspecteur ou de l'autorité locale; enfin, il ressort évidemment du débat, que souvent le libre exercice des eaux s'est trouvé lésé ou entravé dans sa marche, par suite des oublis et des lenteurs regrettables de l'administration préfectorale.

Quoi qu'il en soit, nous sommes très-fâché d'être sorti de la voie de réserve et de modération que suivent nos doctes et très-honorés confrères; mais, tout en les félicitant de leur mansuétude, nous persistons à nous croire plus que justifié par les injustices et les vexations de toute nature que nous essuyons depuis la création de nos thermes.

Nous avons fait connaître les causes principales qui ont amené l'arbitraire qui pèse sur nous; il s'agit maintenant de dénoncer les effets qui s'y rattachent et d'en obtenir l'abolition,

C'est un préfet qui, usant des droits discrétionnaires dont il se trouve investi, pourvoit à un ou à plusieurs inspectorats hydrologiques. Nul doute sur les soins et les efforts employés par ce magistrat, pour que les médecins de son choix réunissent toutes les conditions de succès désirables; nul doute aussi sur la haute honorabilité et la capacité médicale des nouveaux titulaires. Les inspecteurs sont de vrais fonctionnaires de l'État; ils en sont les représentants de droit. Mais il y a plus : divers règlements et arrêtés, consignés dans le répertoire universel de jurisprudence, leur confèrent de nombreuses et importantes attributions.

Nous sommes loin de vouloir blâmer ici l'acceptation d'une position extra-légale de la part des médecins; nous croyons, comme on l'a souvent répété, que *la science a au moins droit à la vie;* et certainement on ne saurait pourquoi on pourrait être prévenu contre des hommes honnêtes, généreux, qui, tout en cherchant à mériter la bienveillance de leurs nombreux clients, n'oublieront rien de tout ce qui peut assurer, sauvegarder les intérêts des malades et les droits sacrés de la propriété.

Nous voulons être juste avant tout: nous disons donc que l'inspecteur de la station thermale d'Amélie-les-Bains s'est abstenu d'intervenir dans les divers conflits et actes arbitraires qui ne cessent d'y surgir; que l'autorité municipale a constamment usé du droit de surveillance médiate et immédiate, de façon à faire

concourir l'administration départementale et gouvernementale à l'extinction du progrès médico-thermal.

Nous n'entrerons pas ici dans des détails peu at-
trayants pour les lecteurs, concernant les effets des
pouvoirs illimités, toujours au point de vue de l'égalité
devant la loi et de la libre concurrence hydrologique;
nous nous attacherons à mettre au grand jour les faits
et les particularités qui jaillissent du débat.

Ainsi, nous rappelons que les docteurs en médecine de la localité, forains, nomades, doivent jouir
des droits de libre pratique aux eaux comme ailleurs.
Les diverses charges se rattachant à la bienfaisance
publique, au progrès balnéatoire, et qui incombent
aux médecins-inspecteurs, se trouvent suffisamment
compensées par le renom qui émane du titre officiel,
gouvernemental qu'ils ont reçu.

Il arrive que le mérite scientifique et personnel des
titulaires les met à même d'étendre indéfiniment leur
influence, leur supériorité sur les médecins libres, qui,
à raison de cela, ne peuvent se déployer dans cette
situation discrétionnaire.

Vient aussi la position faite aux médecins créateurs,
rénovateurs d'établissements hydrologiques. D'un côté,
ces médecins doivent défendre, et le droit de propriété,
et le droit d'exercice médical ; d'autre part, ces droits
de propriété, de libre pratique, ainsi que le progrès
thermal, se trouvent placés sous la sauvegarde du
Gouvernement. Mais est-ce à dire que, par cela

même que les médecins propriétaires sont complètement oubliés dans les règlements, arrêtés et lois sur la police distributive des eaux, ils ont des motifs légitimes pour décliner leur part de garantie publique, humanitaire, à laquelle ils sont tenus?

Il est facile de le comprendre, la question ne saurait être que relative. Or, disons-le tout d'abord : pourquoi refuser la sincérité scientifique, le désintéressement, le désir de parvenir à la curation, au médecin propriétaire et gérant de thermes? En ce qui nous concerne, nous ne craignons pas d'avancer que nous avons constamment rempli les devoirs de pratique médico-thermale qui nous sont imposés, au triple point de vue de la libre concurrence, de nos propres garanties professionnelles, et des attributions administratives et autres concernant l'exercice des eaux.

Ainsi, nous obéissons aux dispositions prises par l'autorité départementale, supportons les illégalités des autorités municipales et subissons l'inspectorat. Toutefois, à Dieu ne plaise que nous regardions la situation qui nous est faite comme durable : nous pensons au contraire qu'à cette heure, le Gouvernement a chargé divers confrères honorables, impartiaux et compétents, de proposer des modifications ou changements propres à nous faire sortir de l'état provisoire, douloureux, honteux même, dans lequel nous vivons depuis trop longtemps.

En effet, il ne s'agit pas seulement de la disparition

d'anomalies criantes, de lacunes choquantes : il s'agit bien plus d'abolir les abus de pouvoir qui ne tendent à rien moins qu'à détruire des stations climato-hydrologiques des plus avancées, et faire avorter le mouvement de rénovation thermale auquel nous avons contribué.

Ainsi, les causes du mal existent, elles sont flagrantes ; voilà un établissement de bains autorisé, créé, cautionné, qui marche, se développe, qui forme une propriété industrielle humanitaire, payant ses impôts, une propriété enfin réunissant les conditions de progrès désirables. Mais voici où est le grand danger de l'autorisation : c'est que l'État fait ses réserves d'intervention illimitée ; c'est que les autorités départementale ou communale, abusant des pouvoirs qui leur sont conférés, bornent le cercle d'action qui devrait rester infini, créent des priviléges, des surveillances illégitimes, des charges incompatibles, attaquent impunément les droits de propriété et d'égalité. De là, le dégoût, le découragement, en un mot les craintes du péril imminent qu'encourent sans cesse les courageux entrepreneurs.

Ce qu'il y a de certain, c'est que les anciennes et les nouvelles réglementations sont loin de remplir toutes les conditions protectrices voulues : il arrive aussi qu'un préfet, usant de son droit, délègue des médecins pour l'inspection des eaux minérales aménagées. Les nouveaux titulaires ont contracté des devoirs ; ils se trouvent investis de droits d'exercice indéfinis. Mais ce qui a été toléré hier peut être proscrit demain ; tout dépend de la bienveillance du juge administratif. Les arrêtés et règlements deviennent inoffensifs si cette bienveillance les laisse dormir dans le répertoire universel de jurisprudence , *article Eaux minérales* , où ils sont consignés.

Il est arrivé, *par malheur*, que le médecin fonctionnaire a voulu être au lieu et place du médecin propriétaire, c'est-à-dire avoir la pleine et entière cession de ses droits et actions légitimes. Eh bien ! n'est-ce pas là arracher ce dernier de sa fondation peut-être encore inachevée, mais devenue le seul et unique fruit de longs travaux et de très-fortes dépenses ? Que va devenir le dépossédé ? Faut-il qu'il cherche un nouveau travail ? Acceptera-t-il le poste de maître-d'hôtel ? ou bien cherchera-t-il, comme nous en avons des exemples, à transformer l'exploitation des eaux en simple maison de santé ? Tout n'est pas encore dit sur le danger de l'autorisation illimitée dont s'agit. Le simple propriétaire, le fermier directeur ou gérant des eaux, peuvent être mécontents de l'inspecteur désigné par l'autorité départementale ; leur entreprise est en souffrance ; le produit des eaux décroît tous les jours ; bientôt il ne sera plus en rapport avec les frais d'établissement ; ils sont en proie à une inquiétude perpétuelle. En effet, où trouveraient-ils l'emploi qui fait vivre leurs familles, s'il venait à être compromis par des causes inhérentes aux arrêtés concernant le service hydrologique, ou dérivant de la science elle-même ? A la vérité, les meilleures lois ont leurs exceptions. On a toujours reproché aux décrets et arrêtés, bien que germés dans une époque d'éternelle mémoire, de n'avoir pas spécifié d'une manière formelle ce qui est permis et ce qui est défendu ; mais, ce qu'il y a de vrai aussi, c'est qu'il faut tenir compte des lumières des temps où l'on vit. L'écrivain, même libre, peut-il savoir où il doit s'arrêter, lorsque aucun jalon ne lui signale la voie ?

Sans contredit, durant la phase citée plus haut, toutes les portes furent largement ouvertes, les voies d'étude hydrologique libres ; nul doute aussi que vers cette époque-là la science des eaux était tombée en pleine désuétude; on sait enfin qu'elle a acquis aujourd'hui un très-haut degré de développement et de splendeur, tant sous le rapport médico-chimique que sous le rapport industriel.

Ainsi, et bien que placé sur les confins du département le plus éloigné de la capitale, nous apprécions à leur juste valeur les travaux de la Société d'hydrologie; nous savons aussi jusqu'à quel point les travaux persévérants de nos honorables collègues ont élevé les progrès de la pratique minéro-thermale. Toutefois, nous nous croyons à même de prouver que M. le rapporteur a poussé un peu trop loin ses réflexions critiques sur le travail de M. Génieys, inspecteur d'Amélie-les-

Bains. « Si la lumière ne s'est pas faite partout, dit l'honorable rapporteur, le chaos du moins a été débrouillé ; nous ne marchons plus dans les ténèbres. »

A Dieu ne plaise que nous tenions, nous, à nous étendre sur cette critique sévère ! nous nous contenterons de consigner ici qu'à l'autre extrémité de la France , par les devoirs de sa profession et sans le concours de ses collègues placés aux grands centres scientifiques, un médecin de village est parvenu à élever un vaste établissement de bains sulfuro-pyrénéens, et n'a pas cessé de persévérer dans le progrès de la pratique hydrologique, en l'étayant du raisonnement. L'hydrologie sulfureuse ne tarda pas à faire un grand pas à Amélie-les-Bains. *La lumière fut faite.* Elle était éclatante et rayonnait assez pour être vue plus tôt qu'elle ne l'a été. Alors on pourrait ne pas être étonné que la lumière ne se soit pas faite *partout,* ainsi que vient de le proclamer M. de Puisaye ; mais ce qu'on pourrait surtout reprocher au rigide rapporteur, c'est d'avoir laissé deviner aux lecteurs la nature de cette lumière et l'origine du rayonnement qui s'est fait jusqu'à lui ; car, si , comme nous devons le supposer, le travail de l'inspecteur d'Amélie a pour principales bases les progrès réalisés jusqu'à ce jour en notre localité, dans l'application permanente des hydro-sulfureuses pyrénéennes, on doit en inférer que le praticien studieux, presque exclusivement occupé de l'étude des thermes importants confiés à sa surveillance, sait jusqu'à quel point les travaux de ses collègues ont élevé les progrès de la pratique hydrologique ; *qu'il a vu*, en un mot, et tout au moins une partie de cette lumière rayonnant autour de lui.

Or, que l'on ajoute un peu de foi en nous, car nous croyons être ici bien impartial, bien inoffensif, puisque nous ne cherchons qu'à utiliser le plus possible le progrès fait, c'est-à-dire à faire disparaître les irrégularités et les vices qui compromettent au plus haut point les divers services hydrologiques. On comprend alors combien il importe que nous ne sortions pas de la voie qui nous revient, celle qui se rattache spécialement à l'organisation du service des eaux et des vapeurs sulfureuses.

Tout le monde peut remarquer aussi qu'au mouvement immense qui se fait depuis quelques années vers les eaux, est venue se joindre une évolution politique digne du plus haut intérêt, car elle ne peut manquer d'exercer une influence sérieuse dans la solution des problèmes qui se rattachent à la réglementation législative des eaux minérales sulfureuses et autres.

Ainsi, d'ores et déjà nous serons plus explicite, nous ajouterons plus véridique. Maintenant que nous pouvons faire notre devoir, sans mauvais encontre préfectoral ni municipal, nous venons avancer ce que nous avons vu et tu : que si vingt-deux ans d'efforts de propagande climato-thermale sulfureuse n'ont abouti presqu'à rien, même dans les sphères ou centres ré-

putés les plus accessibles aux lumières naissantes,
nous le devons, non-seulement aux très-minimes
moyens de publication médicale en province, mais encore à l'insuffisance et aux monopoles de la presse
scientifique parisienne.

Il ne suffit pas d'applaudir hautement à l'égalité
devant la loi proclamée par tous ; il ne suffit pas de
dire qu'il y aura toujours dans le monopole et les
priviléges quelque chose d'inique, par cela que ce
quelque chose devient souvent un germe de ruine do-
mestique. Ce dont il s'agit le plus, c'est de trouver le
moyen de remédier aux nécessités de la situation.

Nous croyons être dans le vrai en affirmant que le
meilleur des moyens est celui d'ouvrir à la presse
scientifique un plus large horizon.

Le premier besoin qui se fait sentir est celui de
créer ou d'accroître la liberté d'écrire dans les départements, de telle façon que les travaux scientifiques,
périodiques, ou non périodiques, deviennent aussi pro-
fitables aux libraires qu'aux auteurs. Ce double avantage pourrait, ce nous semble, être facilement obtenu
par une sage entente entre eux et l'Administration ;
tendant à faciliter la vente de ces travaux d'hydrologie,
d'industrie et autres, à un plus grand nombre d'exem-
plaires, soit en en multipliant le tirage, soit en en réduisant le prix. Ajoutons enfin que tout le monde peut
voir dans cette nouvelle latitude donnée à la presse
provinciale, de vrais germes de vulgarisation, de décen-

tralisation et d'internationalité, conditions sans les-quelles la thérapeutique et la prophylaxie hydro–sul-fureuses se trouveraient tout à fait arrêtées dans leur marche, et seraient par conséquent plutôt nuisibles qu'utiles.

C'est à ce même point de vue de la coopération de la liberté de la presse dans le progrès et la perfecti-bilité du service hydrologique, que nous croyons l'oc-casion bonne de relever certaines irrégularités ou plutôt défectuosités de la presse centrale (parisienne), périodique ou semi–périodique, concernant la libre concurrence médico–thermale ou industrio-minérale, et de signaler quelques-unes des modifications et amé-liorations qui peuvent être facilement apportées à l'exercice de ce puissant soutien et propagateur des bénéfices humanitaires.

Nous l'avons déjà dit ailleurs : la presse hebdoma-daire ou mensuelle, destinée uniquement à l'étude hydrologique, au lieu de défendre, d'assurer les idées d'égalité et le droit d'exercice de l'écrivain forain ou autre, favorise, sanctionne par sa coopération la con-currence de monopole et de privilége que nous appel-lerons illicite, par cela qu'elle est abusive et illimitée.

C'est un médecin-fondateur, directeur et propriétaire d'une feuille médicale hebdomadaire, qui devient admi-nistrateur souverain d'un établissement d'eaux miné-rales sulfureuses. Le rédacteur-propriétaire n'hésite pas à se poser en rival, ne se contente pas d'aspirer à

la même chose qu'un autre, de tenir les voies qui abou-
tissent à son œuvre nouvelle largement et incessamment
ouvertes : il attaque, il supplante. Mais tout n'est pas
encore là : l'un des nombreux rivaux, le plus faible de
tous, car non-seulement il est retenu en province par
son grand âge et les devoirs de sa profession, mais
encore parce qu'il ne peut disposer de la meilleure des
armes, *la publicité périodique*, ce faible concurrent
croit qu'il ne peut plus différer de recourir à la défense.

Toutefois, et tenant à éviter toute polémique, nous
nous bornâmes à transmettre à M. le Rédacteur concurrent la description pure et simple de notre nouvelle
salle d'aspiration au gaz sulfureux mitigé par l'air at-
mosphérique, avec prière de faire insérer ce court
exposé dans l'un des premiers numéros de la *Revue
médicale.*

Oui, nous l'affirmons, ç'a été le refus, ç'a été surtout la persistance dans ses attaques qui nous ont contraint à publier par voie de la presse semi-périodique
nos plaintes, nos doléances, et à recourir à tous les
moyens de publicité générale.

Encore le service des eaux est toujours en souffrance; on ne peut faire un pas en avant sans rencontrer
un obstacle. La crise de rénovation thermale que nous
traversons étant mal comprise, au lieu d'accroître la
prospérité des établissements, ne cessera de faire naître
des difficultés de telle sorte; qu'elle en empêchera le
succès.

4

La situation est devenue nette et claire. Les difficultés sont de deux sortes : les unes sont inhérentes à l'évolution progressive des eaux, les autres dérivent des services administratifs. Dans la première série entrent les opinions exagératives, exclusives, sur la thérapeutique hydrologique, telles que l'homœopathisme, l'hydrothérapisme, l'anodinisme et autres ; dans la seconde se trouvent compris les vices du service proprement dit des eaux, tels que l'inspectorat, l'intervention, les surveillances directe et indirecte des autorités communales ou départementales, etc.

En ce qui concerne le premier point de vue, les modes médico-hydrologiques plus ou moins outrés, en y comprenant même l'hydrofère de M. Matthieu (de la Drôme), l'appareil oxygéno-diététique de M. Sales-Girons, nous n'avons nullement l'intention de provoquer la moindre discussion à ce sujet. Ce sont là, selon nous, autant de dérivations de la révolution hydrologique actuelle, dont la solution est subordonnée à des études théorico-pratiques générales, nous ajouterons internationales.

Quant au second point de vue, il est facile de se convaincre qu'il ne peut en être ainsi. Nous nous abstiendrons d'énumérer les termes, les conflits, litiges, passe-droits, atteintes portées à la propriété, abus de pouvoir de toute espèce, etc. ; nous nous contenterons de consigner ici qu'il suffit de visiter les lieux pour se convaincre de la véracité de ce que nous avons avancé.

Nous tenons à prouver que les autorités sont restées constamment sourdes à nos réclamations et à nos doléances, même lorsqu'il s'est agi de salubrité publique.

Il ressort évidemment de ce qui vient d'être exposé, qu'il n'y a plus rien à attendre de l'Administration, pour remédier à l'état de souffrance où se trouve le service thermal d'Amélie-les-Bains. Le temps de la patience est passé, selon nous ; il faut parler haut et ferme. Nous sommes pour le progrès, pour la libre concurrence, la solidarité, l'élection et autres libertés pouvant se rattacher à la réglementation du service des sulfureuses pyrénéennes.

Comme on l'a déjà vu, nous avons placé en première ligne une entière et libre publicité par la presse périodique locale et générale. D'un côté, en constatant des faits irrécusables, on éclaire le monde médical ainsi que la conscience publique ; de plus, nul doute que ce ne soit là le meilleur moyen, soit de prévenir, de combattre les abus et vices que nous avons signalés, soit de favoriser et sauvegarder le progrès fait, d'en généraliser, d'en internationaliser les avantages.

Mais nous voici arrêté, et il faut bien dire le pourquoi : c'est que la presse scientifique semi-périodique n'est pas libre en France. Ce qui vient de se passer à Paris sort des limites ordinaires ; et comme nos confrères pourraient ne pas en saisir suffisamment le caractère et la portée, notre devoir est de le livrer à la connaissance des esprits sérieux. En effet, malgré un premier échec reçu dans notre département, nous avons persisté à prendre part, toujours d'une manière critico-scientifique, à l'organisation ou réforme du service des sulfureuses. Nous nous sommes permis, comme abonné, de recourir à la publicité des journaux *la Gazette des Eaux* et *le Monde thermal*. La discussion venait de s'ouvrir, et l'incessante participation des médecins les plus compétents à ce débat capital portait à croire que la savante Société hydrologique, sortie du progrès d'hier, ne s'arrêterait pas à mi-chemin. Ce qu'il y a de vrai, c'est que nous nous plaignions, que nous nous défendions, et que nous ne diffamions pas. Les deux rédacteurs nous ont écrit qu'ils ne pouvaient plus se charger de la publication de nos lettres, si elles n'étaient pas dépouillées de tout caractère polémique.

Ainsi, la situation de la presse hydrologique est telle à Paris, qu'il ne nous est point permis de mettre en lumière des anomalies les plus criantes, de porter à la connaissance du monde médical des abus qui nuisent à la généralisation des bienfaits qui se rattachent à cette branche importante de la science médicale. Est-ce là une rétrogradation de régime politique ? ou bien faut-il n'y voir qu'un refus d'insertion par obligation ? Ce qu'il y a de vrai, ce qu'il y a de fort regrettable, c'est que le fin mot a été dit au moment où venait d'avoir lieu l'adjonction de l'évolution rénovatrice du régime politique, à celle de rénovation médico-hydro-

logique. Mais ce qui ressort nettement et clairement
des débats relatifs à l'organisation du service des eaux,
c'est que jusqu'ici on a agité la question *pour,* et qu'on
s'est abstenu d'agiter la question *contre ;* qu'enfin, et
quoi qu'en ait dit la savante Commission académique,
il n'en demeurera pas moins constaté que *la presse spé-
ciale née de ce mouvement même* a méconnu une des
libertés les plus utiles à l'humanité, la libre et égale
publicité de l'hydrologie thermale.

Quoi qu'il en soit, nous continuerons à faire connaître la situation très-tendue où nous nous trouvons
engagé. Nous nous réservons d'user de la liberté que
nous assure la presse non périodique, en attendant
mieux.

En effet, « ce qui nuit à mon Gouvernement, a dit
l'Empereur, c'est l'absence de publicité et de contrôle. » Sa Majesté veut être éclairée ; Elle promet,
Elle réalise. Mais il y a plus encore : l'Empereur était
le mieux placé pour favoriser le mouvement rénova-
teur que nous traversons. Tout le monde sait que,
loin d'y rester indifférente, Sa Majesté a rendu spon-
tanément de réels services à la science hydrologique.
Nous sommes convaincu aussi que les générosités
impériales, qui n'ont eu trait jusqu'à cette heure qu'au
développement de quelques-uns de nos somptueux
thermes, seront désormais distribuées d'une manière
plus générale et en harmonie avec la libre et progressive concurrence.

Une réforme décisive concernant le service médico-hydrologique ne saurait se faire longtemps attendre de la part du Gouvernement. En en souhaitant la réalisation, nous nous permettrons de proposer les quelques modifications réformatrices qu'une longue expérience nous a suggérées, et que nous présentons plutôt en vue de réparer, d'atténuer le mal, qu'en vue d'en obtenir l'extirpation.

Ainsi, en premier point : celui qui concerne la libre et l'égale publicité hydrologique parisienne, nous proposons la formation d'une commission élective qui serait composée de six membres, moitié médecins, moitié hommes éclairés, philanthropes, indépendants. Elle connaîtrait des plaintes ou réclamations qui lui seraient adressées par des médecins écrivains de Paris ou de province, concernant l'exercice de la presse semi-périodique, spécialement destinée au service de l'hydrologie. Cette Commission serait, en un mot, tenue d'exercer ou de concourir à exercer une surveillance médiate ou immédiate sur ladite publicité, de manière à la rendre également profitable à toutes les parties.

Quant au deuxième point de vue de la question : l'influence ou surveillance des Administrations communales, départementales et gouvernementales, il y a, nous devons l'avouer, de nombreuses difficultés à surmonter pour arriver à une réglementation de service des eaux, dans les vraies conditions de la libre concurrence.

Nous l'avons dit, ce n'est point à nous à régler, à régulariser des conditions d'autant plus ardues qu'elles doivent constituer un service général complexe et des plus variés. Nos prétentions se réduisent à faire connaître les abus, les incidents de toute nature qui ont nui au service des eaux pendant notre gestion thermale.

Ces abus, ces obstacles sont de plusieurs sortes : c'est un médecin propriétaire de thermes qui, devenu maire et membre du Conseil, peut abuser du droit de surveillance médiate et immédiate dont il se trouve chargé, concernant les établissements de bienfaisance. Nos thermes ont été exclus des bénéfices de la nouvelle route thermale, et d'autres dépenses départementales ; ne pourrait-on soupçonner l'influence d'un concurrent de n'y être pas restée étrangère, en même temps que les 70,000 fr. votés par le Conseil-général auraient pu, en bonne partie, profiter à son établissement?

Sur le troisième point, M. le Préfet nomme un inspecteur pour desservir les deux établissements thermaux d'Amélie-les-Bains : les propriétaires sont gérants et médecins à la fois. L'un des deux se fâche, ferme la porte au nouvel employé ; le second propriétaire ne fait pas opposition à l'inspectorat ; il se borne à signaler le fait ; M. le préfet garde le silence... Mais il y a plus : on apprend que le docteur Piglowski est nommé inspecteur de l'un des établissements du Vernet, quoiqu'il en soit co-propriétaire et gérant.

Ce pénible état de choses ne pouvait manquer de s'aggraver. Les établissements d'Amélie - les - Bains fonctionnent toute l'année. La classe aisée s'y rend principalement en hiver, à cause de la douceur du climat. Les familles se logent, partie au village, partie aux établissements. L'inspection devient, à son tour, permanente. M. l'inspecteur continue à ne visiter que les malades d'un seul établissement. Son titre gouvernemental le met à même d'étendre sur-le-champ son influence, sa supériorité sur l'exercice médico-thermal, soit dans la maison des bains, soit au dehors. Ce ne sont guère que les riches clients qui reçoivent les soins de l'inspecteur.

Nous dirigeons les malades qui s'adressent à nous, et nous pouvons dire que la classe pauvre ne fait jamais défaut. Ainsi, d'une part, nous avons vu disparaître nos faibles honoraires, et, d'un autre côté, le produit des eaux à Amélie-les-Bains est loin d'être en rapport avec les frais d'exploitation.

Cette position extra-légale, qui sape, qui mine la propriété thermale, a été mise sous les yeux de M. le Préfet, et sous l'attention de S. Ex. le ministre du Commerce et des Travaux publics. A part le décret du 28 janvier 1860, relatif au service des eaux; puis ont eu lieu les vifs débats sur ce même service, soutenus passionnément par des médecins de Paris ou d'Aix en Savoie, également compétents sur la matière. La discussion, se prolongeant, prenait de plus en

plus le caractère polémique; des vérités étaient échan-
gées de part et d'autre ; entre adversaires, tout paraissait tendre à une solution prochaine plus ou moins
réformatrice.

Notre tâche ne va pas jusqu'à la recherche de l'auteur ou des auteurs de la clôture inattendue du grand
débat hydrologique ; mais ce que nous tenons à constater, c'est l'insuffisance du nouveau décret de réglementation dans le service des eaux ; à prouver enfin
que, loin d'avoir remédié aux vices de la situation que
nous avons signalés plus haut, ce règlement n'a fait,
au contraire, qu'en augmenter le nombre. Certes, on
n'a qu'à examiner un peu attentivement les divers articles du décret cité, pour reconnaître qu'il n'offre
aucun perfectionnement véritable. Ainsi, les médecins
libres sont affranchis dans l'exercice médico-thermal,
et on agrandit, par contre, le pouvoir illégitime d'un
concurrent nommé officiellement.

Les inspecteurs seront désormais rétribués ; le
montant de la somme nécessaire pour couvrir tous les
frais d'inspection seront faits par les propriétaires-
régisseurs d'établissements importants, au prorata de
leurs revenus. Ces derniers seront tenus de fournir
tous les ans des états, soit pour constater le produit
des eaux, soit pour faire connaître les frais qui se
rattachent à leur administration. Une Commission
nommée par M. le Préfet et composée d'un membre
du Conseil-général, d'un ingénieur des mines, de

l'inspecteur des eaux et d'un membre du Conseil d'hygiène publique, se réunira tous les ans pour faire le travail de répartition de la somme prélevée sur les produits hydrofères.

Nous ignorons ce qui s'est passé à l'assemblée qui s'est tenue à Perpignan ; nous ne savons pas non plus ce qui peut nous en incomber. Quoi qu'il arrive, il aurait été à désirer, selon nous, que M. l'inspecteur eût décliné son incompatibilité et se fût abstenu ; il est à regretter aussi que le directeur, le médecin propriétaire et fondateur de thermes ait été entendu dans cette enquête d'information et de situation faite par ordre. Notre intention formelle était de faire remarquer que nous payons, pour la double maison thermale et de logement, environ 1,000 fr., dont 422 fr. 94 c. pour droit de patente; que les dépenses faites jusqu'à ce jour pour constructions, améliorations, innovations et autres frais d'utilisation publique des eaux, s'élèvent à une somme de 400,000 fr., et que les emprunts considérables auxquels il nous a fallu avoir recours dans diverses circonstances difficiles, nous arrêtent dans la voie du progrès, nuisent, par conséquent, au développement que pourrait prendre notre station thermale. La société aurait appris aussi par nous que plus de 1500 bains sont administrés tous les ans gratis aux malades pauvres, et que nous recevons en même temps les indigents qui nous sont envoyés par M. le Préfet.

Ainsi, outre que l'exploitation n'est pas avantageuse par elle-même, le débit n'a pas reçu d'organisation définitive. Les eaux en boissons et les aspirations et inhalations sulfureuses ne sont pas taxées d'office.

Nous n'avons pas énuméré toutes les charges, toutes les difficultés qui pèsent sur le service de nos thermes. Les saisons climato-thermales d'hiver, dont nous sommes l'auteur, et passées quasi-inaperçues pendant un laps de vingt années, ont fixé tout à coup l'attention des praticiens. Un mouvement s'est effectué à ce sujet : les étrangers commencent à affluer à Amélie-les-Bains, et tout milite pour croire que ce mouvement ira croissant et finira par devenir réellement avantageux aux régisseurs-propriétaires des thermes et aux populations. Mais cette révolution est générale; elle a lieu à Pau, à Nice, à Menton et aux nombreuses stations italiennes; seulement on remarque que, dans toutes ces résidences, beaucoup plus fréquentées qu'Amélie-les-Bains, les habitants de toutes les classes concourent, s'épuisent en efforts à la recherche des moyens de toute nature pouvant attirer de plus en plus les étrangers, et accroître, par conséquent, les ressources du pays. Mais ce n'est pas ainsi que se passent les affaires à Amélie; celle dont s'agit, comme celles qui l'ont précédée, va à l'envers : c'est dire que les mêmes incompatibilités, les juges et parties s'emparent du mouvement auquel ils ont pris peu de part, le modifient, l'intervertissent

pour mieux en profiter ; c'est dire enfin que les mesures autocratiques dont s'agit nuisent non-seulement
au service des eaux, en diminuant les faibles ressources
du gérant-propriétaire, mais encore portent une vive
atteinte à l'assistance publique, à l'utilisation générale
du progrès thermal, par cela que l'Autorité s'est constamment refusée à affecter des fonds communaux et
disponibles, pour faire disparaître des causes d'insa-
lubrité que nous avons signalées nous-même, pour
effectuer une promenade d'hiver et autres améliorations impérieusement réclamées par les étrangers.

Notre principale tâche, de mettre en lumière les
vices et les difficultés qui existent dans le service des
eaux thermales, touche à sa fin. Nous nous trouvons
maintenant en présence des auteurs du règlement
combiné du 28 janvier 1860. Nous disons combiné,
parce que nous ne saurions voir là que l'association
d'un principe fécond de confraternité et de moralisa-
tion, avec les nécessités du système d'administration
qui nous régit. Nous n'irons donc pas plus loin sur ce
point; nous nous bornerons à une très-courte analyse
relativement aux avantages et inconvénients que présente le règlement dont s'agit.

Notre examen analytique ne roulera donc que sur
quelques-uns des points de la question réglementaire
et des subventions. Le premier point est le classement
des établissements thermaux. Le Gouvernement est
loin d'avoir été explicite envers les établissements

thermaux ou minéraux. Jadis il en désignait de deux
sortes : les uns appartenant à de petites communes,
à des vallées, hospices, ou à des tiers propriétaires,
tous plus ou moins obérés, dans l'impossibilité d'a-
méliorer ou de continuer des travaux inachevés ; les
autres appartenant à l'État ou à des propriétaires,
des régisseurs, non obérés, ou situés dans de grandes
villes, au centre de populations riches, ayant ainsi
sous la main toutes les ressources voulues pour accomplir leur œuvre.

Parmi les premiers, il y en avait eu de suffisamment
dotés, secourus, pour arriver à des améliorations qui
en permettaient l'exploitation de bienfaisance, d'assistance publique ; mais le but fut manqué. De là, il faut
en convenir, un véritable état de souffrance pour les
pauvres, les ouvriers : cette situation cependant aurait
dû attirer l'attention du Gouvernement, mais elle fut
mal comprise à une époque néfaste, au point de vue
humanitaire.

En effet, les établissements thermaux commencèrent
à être grevés du droit de patente, par l'ancienne Cham-
bre nationale. Plus tard nous avons vu avec regret que
notre dernière Assemblée nationale ait marché dans
le sens de la première, en réduisant la subvention
aux établissements thermaux. Ajoutons enfin, à
l'appui de ces faits, que depuis 1845, et malgré nos
efforts persévérants, nos sacrifices de toute nature,
l'œuvre progresso-thermale reste inachevée ; qu'en un

mot, cet insuccès tient en grande partie à l'insuffisance,
à l'irrégularité des secours subventifs, car les dota-
tions assignées à nos thermes durant tout ce laps de
temps, se sont élevées au chiffre de 5,000 fr., tandis
que ceux de Luchon en ont reçu 7,000 pour l'année
1860 seulement [1].

Nous allons au devant des complications et des difficultés ; nous cherchons à les conjurer lorsqu'elles
surgissent ; nous aspirons tout au moins, et à les bien
faire connaître, et à en faciliter la solution.

Or, ce n'est pas différemment que la science hydrologique peut se constituer. On va voir bientôt qu'on
ne saurait arriver à la réalisation d'un bon service
thermal, qu'à l'aide d'une libre critique, c'est-à-dire
qu'après l'harmonisation de certaines lois avec le progrès hydro-thérapeutique.

Il nous reste encore à chercher à éclaircir les deux
points de la question dont l'abord est le plus difficile.
On comprend d'avance qu'il s'agit de l'inspectorat et
de la surtaxe ou contribution réglementaire. Notre
examen analytique sera le plus court possible ; nous
nous sommes déjà assez étendu sur les abus, les difficultés que présente l'organisation actuelle du service

[1] Il ne faut pas oublier que les charges de bienfaisance et d'assistance balnéatoire que nous nous sommes imposées, représentent
déjà aujourd'hui un chiffre de plus de 25,000 fr. Les secours sub-
ventionnels accordés aux établissements obérés, deuxième ordre,
sont loin de satisfaire aux besoins du service des indigents.

des eaux ; nous avons prouvé aussi que tous ces vices, toutes ces difficultés peuvent surgir de tous les côtés. Maintenant nous croyons de notre devoir de nous occuper tout d'abord de l'une de celles qui, se rattachant à la grande question, attirent le plus l'attention du Gouvernement. Nul doute que la persévérante intervention administrative dans l'exploitation des sources thermales, a eu pour principal but de prévenir les abus qu'on peut faire des eaux comme indication, tant chez le riche que chez le pauvre ; nul doute aussi que l'Autorité s'est obstinée en quelque sorte à rendre responsables de ces abus les propriétaires ou gérants des établissements : de là, la surveillance permanente et illimitée d'un médecin désigné par le Préfet ou le Ministre du Commerce ; de là, autres surveillances médiates et immédiates, locales ou départementales, plus ou moins intolérables, plus ou moins entachées d'incompatibilité ; de là, enfin, le nouveau classement de nos bains, la contribution éventuelle, ou plutôt la surtaxation autocratique [1].

Toutefois, et quelque grave que soit la situation qu'on nous a faite, nous croyons nous être conformé

[1] Nous disons la surtaxation autocratique, parce qu'il a été surabondamment démontré que nos thermes, bien que présentant un surcroît de ressources thermales qui leur assurent un immense avenir, appartiennent à la classe de ceux dont le produit d'exploitation se trouve encore absorbé par la dette hypothécaire, l'impôt patental et autres charges fiscales,

aux vues et aux injonctions de l'Autorité, relativement aux garanties qui incombent aux exploitants des sources minérales, envers les personnes qui les fréquentent.

Médecin et propriétaire, nous avons laissé à l'exercice de la profession médicale une pleine liberté dans notre maison thermale; nous n'avons mis aucune entrave à ce que l'inspecteur puisse *largement* profiter de la bonne renommée émanant du titre officiel qu'il a reçu, ou due à son mérite personnel; nous avons enduré les influences, les incompatibilités même les plus intolérables, contraint enfin de faire abandon du minime produit d'un pénible exercice médical.

Ainsi, nous ne cherchons pas seulement à faire valoir la sincérité scientifique, le désintéressement, le désir de parvenir à la guérison, au soulagement des clients qui s'adressent au médecin propriétaire ; nous voulons aussi que le fonctionnement de la maison, lequel se rattache à la prophylaxie et à la thérapeutique, soit contrôlé et sauvegardé.

Mais, hâtons-nous de le dire, chaque chose a son temps et son terme; celle que nous défendons y est arrivée. Nous venons à notre tour réclamer les garanties et les secours qui incombent au Gouvernement dans l'exploitation des eaux thermales. Inutile de répéter que notre Établissement, bien que réunissant toutes les conditions possibles de développement et d'avenir, a été jusqu'ici arrêté dans sa marche, et n'a pu, par conséquent, profiter ni au propriétaire, ni aux populations.

Nous ne redirons pas non plus les causes de ce regrettable retard, nous rappellerons seulement que nos thermes ont été retenus dans la deuxième classe, par les anciennes charges et les vices du service des eaux. C'est dire que la situation dont s'agit ne fut pas bien comprise par les deux Assemblées nationales, quand elles grevèrent les établissements thermaux du droit de patente, et lorsqu'elles réduisirent les subventions accordées par l'État à titre de secours.

Nous en étions à cette position anormale qui, non-seulement compromettait les intérêts du propriétaire, mais encore qui gênait l'inspecteur dans l'exécution des devoirs qui lui sont imposés; qui, en un mot, était devenue un embarras pour l'Administration, lorsqu'on apprit qu'une nouvelle réglementation sur le service des eaux venait d'être mise à l'œuvre.

On vit s'élever en même temps une discussion fort animée sur cette question capitale. La presse hydrologique parisienne paraissait chargée de la publication de tout le débat; la discussion, dès son début, prit deux caractères bien tranchés, diamétralement opposés; tout faisait croire qu'elle tendait à une solution définitive sur le fond de cet important fonctionnement, lorsque la clôture du débat fut brusquement prononcée. Néanmoins, et quoique incomplète, cette discussion n'a pas été inutile. Elle a eu non-seulement pour résultat d'élucider une question importante des plus complexes, mais encore de dessiner nettement, comparativement, les deux modes de service dont s'agit.

Tout le monde, en effet, a pu voir que les deux modes diffèrent par la forme et par le fond. L'un, dérivant de l'annexion savoisienne, est d'une application facile, large et peu onéreuse ; il est basé sur des faits constants, tels que *la liberté d'action*, *la neutralisation des prépondérances administratives*, *l'éclectisme*, *la libre concurrence*, etc. En ce qui concerne le second mode, nous en avons signalé nous-même les principaux défauts ; on pourrait le formuler, le définir ainsi : *entraves de toute nature*, *statu-quo*, *monopole*, *priviléges créés contre la concurrence* par l'Administration elle-même, *permanence inspectrice*, *défaveur de la propriété thermale*.

Puis a eu lieu la promulgation du nouveau décret, étudié, élaboré par des hommes compétents, soumis au Conseil d'État, revêtu de la signature de l'Empereur, ayant par conséquent force de loi. Mais le règlement du 28 janvier 1860 n'a été mis à exécution que vers le commencement du mois de janvier 1861, par la demande faite aux gérants de thermes d'un état régulier du produit net des eaux, tendant à la création d'un fonds destiné à solder les honoraires des inspecteurs.

Ce n'est donc qu'après l'application du règlement nouveau et l'effet qu'elle a produit, que nous venons ajouter quelques observations à celles publiées dans la *Gazette des Eaux* (28 février 1861).

Nous dirons tout d'abord que nous partageons l'opinion de l'auteur de l'article sur les imperfections capitales de la nouvelle réglementation, telles que *le classement des établissements, les anomalies criantes de l'action inspectorale, les charges qui pèsent déjà sur ceux du second ordre, la taxation,* etc. Nous sommes loin de méconnaître les difficultés que doivent rencontrer les hommes, quelque compétents qu'ils soient, qui se trouveront chargés de l'organisation générale de l'exploitation des eaux thermo-minérales. Faut-il croire qu'il y a eu des velléités modificatrices, réformatrices même, et un pas fait vers les divers affranchissements se rattachant au droit de propriété et de service hydrologique? Ou bien doit-on supposer qu'il ne s'agit là que d'une mesure préparatoire, d'un essai, d'un tâtonnement de la part de l'Administration, dans le seul but d'accomplir l'importante tâche qui lui incombe: celle de constituer un service médico-thermal le plus profitable possible aux pauvres et aux riches, réunissant, en un mot, les conditions voulues pour sauvegarder les intérêts de tous?

Nous serons facilement compris ; nous ne pouvons dire ni *oui* ni *non.* Jusqu'à cette heure, nous n'avons recueilli que des notions confuses à cet égard. Nous nous contenterons de consigner que nous croyons à la sincérité du Gouvernement ainsi qu'à son bon vouloir, pour régulariser, réformer définitivement le service des établissements thermaux en France, de telle sorte que nous n'ayons plus rien à envier au service de ceux des pays étrangers.

En attendant que ce grand bien se réalise, nous continuerons notre revue analytique sur la situation actuelle. Ainsi, nous venons dire qu'après un examen comparatif, approfondi des deux règlements, nous n'avons point hésité à donner la préférence à l'ancien. Selon nous, la loi récente, la réglementation nouvelle, ne présente aucun perfectionnement, aucun avantage réel sur les vieux règlements. A la vérité, d'après les instructions qui lui servent de corollaire, on serait porté à croire que les auteurs de la nouvelle œuvre législato-hydrologique ont pris un terme moyen entre le service thermal savoisien et l'ancien service français.

Quoi qu'il en soit, ce qu'il y a de certain, c'est qu'il a été déjà reconnu que la réglementation transactionnelle (si c'en est une), loin d'avoir apporté des améliorations, soit dans l'ensemble du service, soit dans les questions de haute importance qui s'y rattachent, a tellement aggravé l'état des choses, qu'il est devenu intolérable.

A ce point de vue, nous rappellerons la permanence de l'inspectorat, le complet oubli du droit commun de la propriété thermale, les interventions officielles ou officieuses tendant à augmenter, à assurer l'autorité de l'inspecteur, ce qui équivaut à la suppression du libre exercice médico-thermal ; l'irrégularité et l'insuffisance de l'inspection ; l'inexactitude dans ce nouveau classement des établissements ; les divers abus qui en dérivent.

Il y a plus, nous venons déclarer que la réglementation nouvelle, au lieu d'être plus protectrice, d'une appropriation plus facile que l'ancienne, est plus, complexe, plus menaçante ; ajoutons enfin qu'elle a porté le dernier coup aux établissements de deuxième classe, obérés, peu productifs.

On pourrait nous répondre qu'il y a de l'exagération dans notre langage, lorsque nous n'avons d'autre but que d'être explicite ; nous n'aurons pas de peine à le prouver. On sait que nous avons été devancé sur ce point : «Que, pour vouloir faire le bien, a-t-on écrit, l'Administration n'aille pas jusqu'au rôle de l'ours de la fable. Les établissements thermaux constituent par eux-mêmes une industrie gagne-petit dans le plus grand nombre de cas. Ceux de médiocre importance ont des charges que la loi des patentes a aggravées. Le nouveau règlement, je l'ai démontré, y a ajouté encore ; le cas échéant, je mettrai mes bains en vente ; il y aurait utilité d'aviser.....»

Comme on le voit, nous ne sommes pas le seul qui signalons les fâcheux effets qu'a déjà produits la nouvelle réglementation des eaux minérales. On s'élève de toutes parts contre la permanence de l'inspectorat ; les réclamations tendent au même but, de substituer au protectorat exclusif l'action collective de plusieurs, d'une libre concurrence, de l'égalité dans la distribution des charges et dans celle des subventions, etc. Les propriétaires de thermes ne paraissent pas en avoir suffisamment saisi le caractère et la portée.

On le voit, ces conclusions sont nettes, significatives, relativement aux fâcheux effets qu'a déjà produits la nouvelle réglementation administrative. Ce qui vient de se passer sort des limites ordinaires; notre devoir est de le signaler aux esprits sérieux.

On n'obtient la solution des questions complexes qu'en remontant à leur origine. Nous rappellerons brièvement que les sources thermales sulfureuses viennent de dessous terre, et, qu'à l'instar des mines, le propriétaire de la surface où elles coulent ne peut en venir à leur exploitation qu'avec l'autorisation du Gouvernement.

Après l'analyse préalable des sources, on procède à leur aménagement ainsi qu'à l'édification du bâtiment thermal. Puis sont venus les travaux d'amélioration, de perfectionnement; il n'a pas fallu moins de vingt années au propriétaire pour terminer son œuvre de progrès au point de vue local. Les frais de cette entreprise s'étaient déjà élevés à plus de trois cent mille francs. Les thermes fonctionnaient avec quelque succès, mais le produit était loin d'être en rapport avec les dépenses faites et les frais d'établissement courants. Mais aujourd'hui le succès, l'avenir de l'industrie hydrologique, est subordonné à un second progrès que nous avons appelé progrès d'utilisation ou de propagation, par cela qu'il la généralise, cette industrie, et la rend par conséquent profitable au public.

Les travaux de progrès thermal, consistant en ponts, routes, chemins de fer, promenades et autres améliorations propres à attirer les étrangers aux eaux, incombent à l'État.

Le propriétaire des thermes dont s'agit a en vain réclamé l'assistance gouvernementale et départementale dans l'unique but de les utiliser, lorsque près de deux millions venaient d'être affectés aux améliorations et agrandissements des principaux établissements de France. Le propriétaire des thermes signalés ne recevait, au contraire, aucun secours pour satisfaire aux besoins du service des indigents et aux nécessités accidentelles de la classe ouvrière.

Voilà donc un Établissement dont l'exploitation date de 1840, et dont le revenu balance à peine aujourd'hui l'intérêt du capital, tout à fait délaissé; et il réunit cependant toutes les conditions voulues d'avenir, paie comme les établissements de première classe, et est peut-être plus avancé que ces derniers sous le rapport scientifique.

Il est évident que ces thermes végètent, qu'ils sont arrêtés à mi-chemin. Cette situation fâcheuse des éta-

blissements de deuxième et troisième ordre a été si-
gnalée déjà, et on en a même dit le pourquoi. Notre
collègue fait dépendre cette dépréciation thermale, des
charges qui dérivent des patentes et du règlement de
janvier 1860.

Nous croyons avoir déjà démontré que l'état de
souffrance et de gêne dans lequel se trouvent les établissements dont la clientèle est encore restreinte, est
dû à une foule d'autres causes dont une partie a passé
jusqu'ici inaperçue.

Nous n'en sommes plus aux détails : nous arrivons
aux conclusions, aux solutions, et nous nous résume-
rons en disant que l'impôt commun, les charges, taxes
et autres frais incidentels qui pèsent sur les établissements de deuxième classe, les surveillances médiates
ou immédiates plus ou moins gênantes, les atteintes
portées à la propriété thermale, qui devrait être sacrée
comme toutes les autres propriétés, constituent un
ensemble de causes de dépréciation hydrologique autre-
ment compromettante qu'on ne l'a supposé jusqu'ici ;
mais, ce qu'on peut comprendre sans peine, c'est que
si de promptes mesures ne sont prises pour remédier
à cet état fâcheux de choses, les établissements d'eaux
minérales de deuxième classe finiront par perdre toute
leur valeur intrinsèque et par être entièrement délaissés.

Nous voici donc arrivé à l'application des moyens de
solution : Disons d'abord que les hommes compétents

signalent la révolution thermale que nous traversons, comme fixant à la fois l'attention des médecins, du Gouvernement et du public, comme pouvant enfin agrandir, régénérer la science hydrologique.

Tout le monde sait que les eaux minérales sont devenues un élément très-important de bien-être et de revenu public ; tout le monde sait aussi que l'Empereur ne veut pas rester en dehors du mouvement progressif tendant non-seulement à régulariser, à utiliser le service médical des eaux, mais encore à faciliter, à réaliser la pratique de l'assistance publique sur tous les points de notre belle France. Ajoutons enfin que le ministre des Travaux publics s'est constamment montré disposé à concourir à tout ce qui peut rehausser le mérite et l'éclat de nos stations hydrologiques. Il y a plus, à l'heure qu'il est, nous nous trouvons en présence de deux évolutions progressives, au lieu d'une. Nous n'avons pas l'intention d'entrer dans des détails à ce sujet, nous dirons seulement que nous avons l'entière conviction que les modifications récemment introduites dans les institutions économico-politiques du pays, favoriseront éminemment le progrès hydrologique, ainsi que le développement des résidences climatériques d'hiver.

Tout prouve donc que le moment est venu de mettre sous les yeux du monde médical et du public les moyens que nous croyons propres à résoudre les questions hygiéniques ou balnéo-thérapeutiques pendantes.

Les principales questions sont : l'organisation du service des eaux, le contrôle ou surveillance, l'assistance publique ou l'hospitalisation, l'inspectorat, le droit de propriété et d'exercice médical, les travaux extérieurs de propagation, d'améliorations générales.

Les moyens que nous proposons consistent dans la création de commissions départementales ; elles seraient composées de six membres pris, moitié dans le Conseil d'hygiène publique, moitié parmi les hommes éclairés indépendants.

Les commissions, pendant la saison des eaux, exerceraient la surveillance de l'établissement, auraient le droit de dresser procès-verbal d'enquête, d'informer les autorités compétentes, et droit de recours à la publicité par les journaux ; elles recevraient les plaintes des baigneurs relatives à la salubrité publique, au service balnéatoire et autres ; les réclamations des propriétaires, gérants, fermiers, sur les abus, les difficultés se rattachant aux surveillances médiates ou immédiates des inspecteurs, des autorités municipale, départementale.

En même temps, il serait établi dans tous les départements dotés de stations hydrologiques plus ou moins importantes, un journal indépendant, périodique ou semi-périodique, dont les directeurs se tiendraient en dehors de toute influence administrative ou autre. Chaque directeur serait chargé de l'insertion immédiate de tous les articles relatifs à la science hydrologique ;

il y aurait entre eux échange réciproque de journaux.

Les auteurs des articles apposeraient leur signature et seraient responsables envers les plaignants.

Nous avons toujours tenu à être explicite : De ce que nous cherchons à généraliser, à décentraliser l'évolution progressive hydrologique, c'est-à-dire à lui faire rendre tout ce qu'elle peut rendre, on pourrait en induire que nous méconnaissons la valeur intrinsèque des grands centres thermaux. A Dieu ne plaise qu'il en soit ainsi ; nous croyons au contraire qu'ils sont désormais destinés à produire de très-grands services à l'exploitation générale des eaux.

Citons Paris, Lyon, Strasbourg, comme réunissant les conditions de progrès général, international, que nous signalons. Il ne nous appartient pas d'entrer ici dans des détails à ce sujet : d'un côté, et nous aimons à le répéter, il ne s'agit que d'une question capitale, générale, de l'ordre de celles rentrant dans les attributions gouvernementales, telles que l'inspectorat, l'assistance publique, les franchises et libertés du service thermal, etc. ; et de l'autre, outre que le Gouvernement ait donné des preuves de zèle et de bonne volonté en faveur de la prospérité des thermes, il a reconnu et proclamé lui-même les bienfaits du libre service des eaux.

Or, en présence d'un pareil état de choses, nous croyons bien faire de nous arrêter tout court. Tout milite pour que le Gouvernement profite de la situation qui lui est faite , pour que le service hydrologique soit modifié de manière à sauvegarder et les droits et les intérêts de tous [1].

[1] Nous nous réservons de publier un Supplément sur la nouvelle réglementation des eaux.

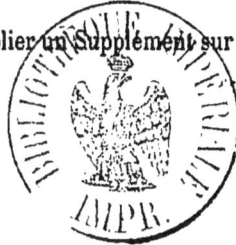

FIN.

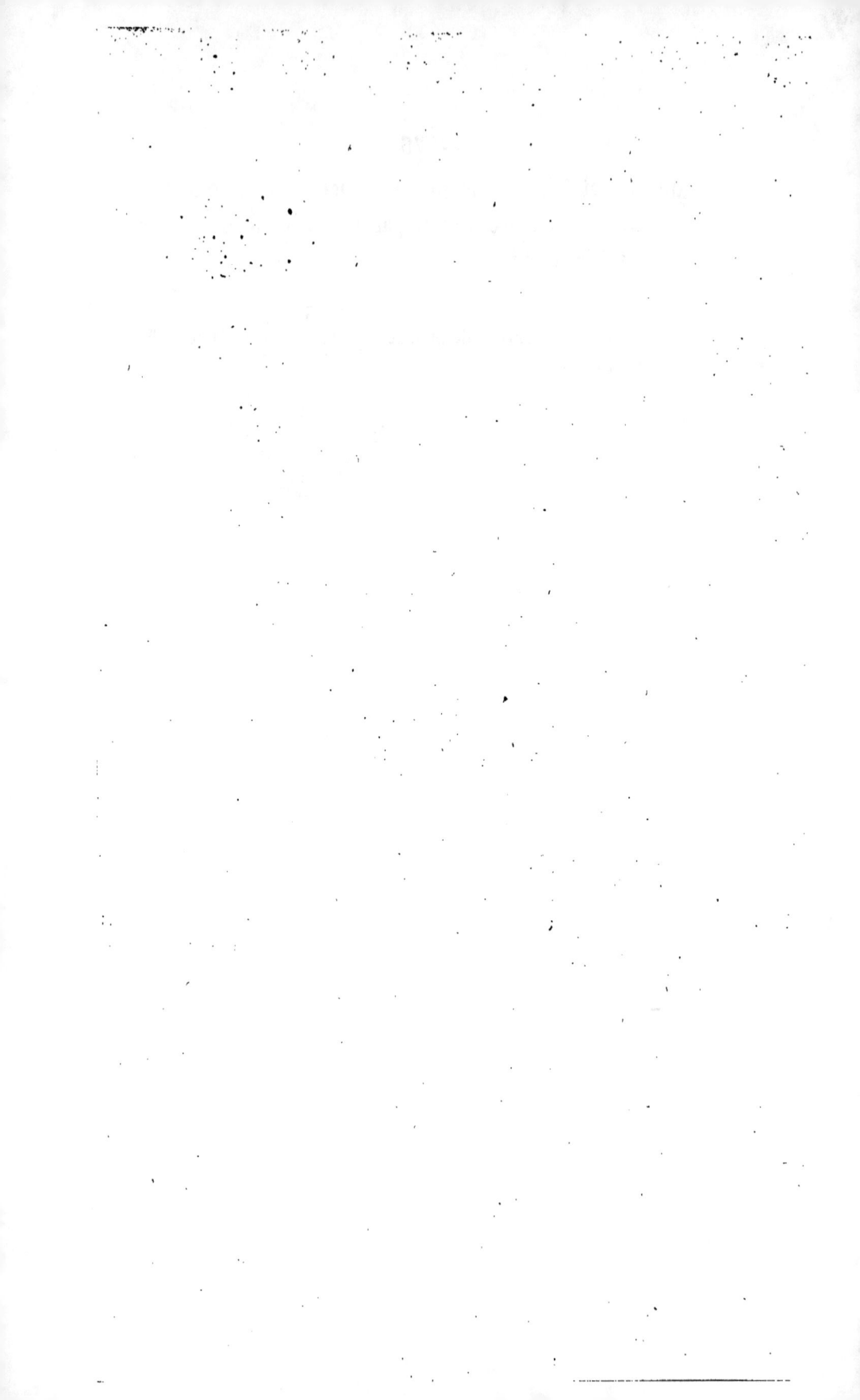

www.ingramcontent.com/pod-product-compliance
Lightning Source LLC
Chambersburg PA
CBHW030929220326
41521CB00039B/1702